Comment avoir des abdos en béton

by Yekidja & David Carrau

explicit purpose.

Table des Matières

3. Un programme complet pour vous aider à avoir des abdos en béton

3.1. Des exercices pour fabriquer du muscle

3.1.1. Faites des redressements assis (des sit-ups en anglais)

3.1.2. Faites des crunches

3.1.3. Entrainez tout votre corps

3.1.4. Réalisez des relevés de jambes

3.1.5. Faites des jackknife (des levés de jambe)

3.1.6. Faites des butt-ups

3.1.7. Réalisez des cales statiques

3.1.8. Travaillez vos muscles obliques

3.1.9. Exercez-vous avec un ab-roller

1. Introduction

Aujourd'hui, tout le monde rêve d'avoir le torse bien dessiné de Cristiano Ronaldo ou le ventre tonique d'Angela Jolie et de l'exhiber au moment opportun. Ne rêvez pas, car la seule façon d'y arriver c'est de s'y mettre en même temps. Heureusement qu'il existe de nombreuses méthodes pour avoir des abdos en bétons. Quelle que soit la méthode que vous utiliserez, vous agirez pour la tonicité de votre silhouette et de tout votre corps. Cela s'explique par le fait que la ceinture abdominale sert de relais musculaire entre la partie supérieure et inférieure du corps et participe à tous les mouvements.

Certaines personnes pensent que l'excédant de graisses au niveau des abdominaux est seulement un problème d'ordre esthétique, alors que c'est aussi un risque pour leur santé. De nombreuses études ont clairement établi que le fait d'avoir un excès de graisse corporelle surtout au niveau de l'abdomen est mauvais pour la santé.

Alors, comment se débarrasser de l'excès de graisse abdominal pour avoir des abdos en bétons ? La première chose à savoir, c'est qu'il n'existe pas de solution miracle pour y arriver. Il n'existe pas de suppléments ou de pilules miracles pouvant vous aider à avoir des tablettes de chocolat en quelques jours.

La meilleure solution pour avoir des abdos « d'enfer » c'est combiner plusieurs techniques à la fois sur le plan alimentaire et sur le plan sportif. Dans cet ebook, vous découvrirez plusieurs méthodes faciles et pratiques pour avoir assez rapidement des abdos en bétons.

2. Ce qu'il faut savoir avant de commencer le programme

2.1. La graisse corporelle

Lorsqu'on entend parler d'un manuel pour obtenir des abdos en bétons, on s'attend généralement à une liste des différents exercices à faire pour y arriver, sans se préoccuper des prés requis. En effet, la majorité des gens passent plusieurs heures à effectuer des crunches, des inclinaisons latérales et d'autres exercices du tronc et d'abdominaux, sans obtenir un résultat concret. La première chose à retenir est que les exercices doivent passer en dernière position.

Ce que vous ignorez est que vous avez des abdominaux raisonnables, mais ils sont couverts de graisses. Il est très important de se concentrer sur la réduction de la graisse corporelle, surtout celle qui se trouve au niveau de l'abdomen pour être sûre de trouver satisfaction après les exercices. Donc, le pourcentage de graisse corporelle est le premier aspect auquel vous devez vous intéresser pour atteindre votre objectif.

Avant de faire ressortir les abdos, les femmes doivent avoir moins de 18 % de graisse corporelle, et les hommes doivent avoir moins de 8 à 10 % de graisse corporelle. Toutefois, chaque personne réagit différemment en fonction de la quantité de graisse stockée dans les muscles abdominaux. Pour mesurer le pourcentage de votre graisse, il existe plusieurs méthodes, mais celle que je vous recommande est basée sur les plis cutanés (Skinfold en anglais). Elle est en effet basée sur l'estimation de la masse de graisse à partir des circonférences du corps.

Si vous avez l'habitude de vous entrainer dans une salle de gym, votre encadreur saura utiliser cette méthode pour estimer votre graisse corporelle. Ainsi, vous ferez votre premier pas vers l'objectif final.

2.2. Pourquoi la majorité des gens ne parviennent-ils pas à avoir des abdos en bétons ?

Cela va paraitre bizarre, mais certaines personnes commencent les exercices, que découvrirez dans la deuxième partie de cet ebook, sans jamais atteindre les résultats. Ce qui entraine généralement des cas de rechutes et de frustration. Au final, elles condamnent les auteurs des méthodes et passent de forum en forum pour laisser des commentaires négatifs.

Si vous avez pris la peine de lire posément ce manuel jusqu'à ce niveau, cela veut dire que vous avez fait un pas déterminant vers votre objectif.

La première raison d'échec des méthodes que vous utilisez pour perdre du ventre et avoir des abdos en bétons c'est la paresse, le manque de détermination et la tendance à remettre à demain. La deuxième raison est liée aux mauvaises habitudes alimentaires et aux exercices inefficaces que vous avez l'habitude de pratiquer.

Pour réussir à perdre du ventre et avoir des abdos en bétons, votre mental doit être au « top niveau », vous devez savoir ce que vous cherchez réellement, définir vos objectifs, croire en votre capacité à réussir, ressentir le résultat comme si vous l'avez déjà atteint et commencer les démarches pour y parvenir.

À partir d'aujourd'hui, vous ne devez plus douter de votre détermination. Il est temps de se mettre au travail pour être sûr de ne pas regretter cette décision.

2.3. Mettez un point d'honneur à surveiller votre alimentation

Pour avoir des tablettes de chocolat, il faut suivre un processus, dans lequel l'alimentation occupe une place importante. Elle est même plus importante que les exercices. Vous pouvez acheter des vidéos contenant des exercices à 1000 euros, mais si vous ne changez pas votre comportement alimentaire, vous avez très peu de chance d'atteindre votre objectif. Si, votre alimentation est mauvaise, vous allez beau faire des efforts physiques, mais la masse de graisse stocker dans votre abdomen restera intacte.

Ce qui est bizarre est que malgré les conseils des diététiciens et les nombreux articles publiés sur les sites de bien-être et de santé, certaines personnes s'entêtent à choisir la malbouffe.

Ce que vous devez faire pour vaincre ce vieux démon d'enfance qui vous empêche d'arrêter les frites, les bonbons, les hamburgers, les beignets… c'est de forger votre esprit à voir tous ces aliments de façon négative et à apprécier les aliments sains et naturels.

Puisque c'est la tête qui contrôle le corps, apprenez à votre esprit à détester l'odeur de tout ce qui est gras et à apprécier les fruits, légumes et autres aliments sans graisse. Lorsqu'on vous présente le poulet frit, les tartes, les bonbons ou les gâteaux, essayez de faire la même chose qu'un musulman devant la viande du porc.

2.3.1. Évitez certains régimes

Aujourd'hui, il existe des centaines de régimes qui vantent leur mérite au travers des programmes stricts. Chaque créateur de régime démontre combien de fois son programme est le meilleur. Le seul hic est que la plupart de ces régimes limitent ou interdisent la consommation de certains aliments, notamment les aliments riches en graisses, en hydrates de carbone et/ou en protéines.

Pour appliquer à la lettre toutes les recommandations de ces régimes, nous sommes souvent appelés à ne plus consommer les aliments qui permettent à notre organisme d'être en forme. Au début de ces régimes, certaines personnes arrivent à perdre du poids, mais elles finissent par retrouver les kilos perdus. Par contre, d'autres personnes investissent toutes leurs économies sans jamais perdre un kilo.

Les raisons des échecs sont liées au fait que les régimes causent la perte de la masse musculaire qui réduit le taux métabolique au repos et facilite le retour de la graisse lorsque l'intéressé reprend ces anciennes habitudes alimentaires.

Doit-on continuer d'adopter ces régimes draconiens

qui nous privent de l'essentiel pour avoir une alimentation équilibrée ? Non ! Cependant, je ne dis pas que tous les régimes sont mauvais. Chaque personne doit choisir la diète qui s'adapte à ses besoins et objectifs.

Lorsque j'ai évoqué ce sujet, je suis sûr que certaines personnes vont s'attendre à ce que je liste les meilleurs régimes, mais je ne le ferai pas, car votre diététicien est plus indiqué pour vous conseiller sur ce qui est bon pour votre bien-être.

Tout ce que vous devez éviter c'est de choisir un régime sur un coup de tête et de l'expérimenter. Sans aucun suivi, vous avez moins de chance de le réussir.

2.3.2. Optez pour les bonnes matières grasses

N'a-t-on pas dit que manger gras permet de grossir ? Mais, ce que nous ignorons est que le fait de manger de bonnes matières grasses sans exagérer permet de maigrir.

En effet, on reconnait qu'un gramme de matière grasse comporte 9 calories alors qu'un gramme de protéine ou d'hydrate de carbone comporte 4 calories. Cependant, le fait de consommer une quantité raisonnable de matières grasses saines permet non seulement d'éliminer la graisse corporelle, mais également d'avoir une silhouette de guêpe, un ventre plat et une bonne santé.

Comme d'habitude, chaque diététicien donne son avis sur les matières grasses saines. Certains affirment que le régime riche en matières grasses, en hydrates de carbone et en protéines est la solution idéale pour perdre du poids, mais d'autres soutiennent que le régime pauvre en matières grasses et en hydrates de carbone est la solution magique pour avoir une silhouette fine.

Si les informations ne sont pas les mêmes, il est

évident que le consommateur fasse la confusion entre les mauvaises et les bonnes matières grasses. De même, nous recevons régulièrement de la mauvaise publicité sur les aliments. De l'autre côté, l'industrie médicale enfonce le clou en envoyant des messages les meilleures matières grasses à introduire dans notre alimentation.

2.3.3. Consommez les aliments dans leur état naturel

Pour être en bonne santé et avoir un corps mince, tout dépend du traitement que vous faites des produits alimentaires que vous consommez.
Une étude a permis de conclure que les personnes qui vivent dans les milieux naturels c'est-à-dire les personnes qui se nourrissent exclusivement des aliments non industrialisés sont moins exposées aux maladies cardio-vasculaires, à l'obésité et au diabète.

C'est le cas des habitants des îles isolées et de certaines tribus africaines, qui se nourrissent des fruits, des gibiers de chasse, des noix de coco et du poisson. Ces populations sont généralement en pleine forme malgré la consommation des aliments riches en matières grasses.

 Par exemple, les Samburu se nourrissent de la viande de bœuf, du lait entier, du sang, pourtant ils ne souffrent pas de maladies cardio-vasculaires ni d'aucune maladie moderne. Comparativement à ce que les Européens et les Américains mangent par jour, les Samburu consomment en moyenne 4 fois plus de matières grasses pourtant ils ont toujours une silhouette fine.

On retient donc que les habitudes alimentaires diffèrent dans leur composition en protéines, en matières grasses et en hydrates de carbone, mais ce qui est commun à ces populations c'est l'état des aliments. En effet, elles consomment les aliments dans leur état naturel, sans ajout de produits chimiques.

Nous devons donc prendre exemple sur ce comportement alimentaire qui consiste à bannir tous les aliments traités et à préférer la nourriture dans son état le plus naturel possible. Ainsi, nous éviterons les maladies dégénératives comme le cancer, l'obésité, le diabète et les maladies cardio-vasculaires.

2.3.4. Que retenir sur les matières grasses d'origine animale et végétale ?

Les médecins nous ont toujours dit que la graisse saturée est mauvaise pour la santé. Mais ce qu'ils ne nous disent pas c'est la condition qui doit être remplie : si l'animal est élevé dans une ferme industrielle, c'est-à-dire un animal qui est nourri d'antibiotiques et d'hormones.

En principe, si l'animal est élevé dans un pâturage, à l'air libre et sans aucun produit industriel, sa viande est moins grasse et plus saine. Vous devez aussi préférer les poissons élevés dans les fermes, dans les milieux naturels et les poissons qui subissent un traitement industriel spécifique.

Si vous avez accès à des coopératives dans votre région, optez pour du vrai lait, c'est-à-dire du lait non homogénéisé et non pasteurisé. À défaut du lait cru, préférez une petite quantité de lait écrémé. Sinon, je vous recommande de limiter la consommation des produits laitiers proposés dans les supermarchés. Yaourts, fromages et autres produits laitiers doivent être consommés avec modérations. Prenez aussi la peine de vérifier le nombre de calories inscrit sur les boites.

Par ailleurs, vous devez faire très attention aux matières grasses végétales. Évitez les huiles fabriquées à base des graines de coton, du soja et du maïs, car ce sont des huiles polyinsaturées malsaines. À défaut d'une petite quantité de ces huiles, vous pourrez opter pour le beurre de cacao, l'huile de palme et l'huile de coco.

Par exemple, l'huile de coco est riche en graisse saturée saine communément appelée acide laurique qui a de nombreuses vertus et le beurre de cacao est composé d'une graisse saturée saine nommée acide stéarique.

Puisque nous ne savons pas toujours les produits utilisés par les restaurants que nous fréquentons tous les jours, nous aurons du mal à savoir si nous mangeons des graisses saturées ou polyinsaturées. Pour être en bonne santé, mangez un minimum de produits industriels.

La solution serait de consommer des aliments naturels qui ne sont pas conservés pendant longtemps. Ce qui implique de préparer soi-même au moins 60 % ce que vous consommez quotidiennement. Ainsi, vous éviterez les dangereux acides gras qui se trouvent dans la majorité des aliments industriels.

Voici quelques exemples de bonnes graisses :

- Les noix d'acajou, de macadamia et de pécan ;
- Les graines de tournesol, de citrouille, de sésame et de lin ;
- Les avocats ;
- La noix de coco : l'huile de noix de coco et le lait de coco ;
- L'huile d'olive vierge ;
- Le beurre de cacahuète, le beurre d'amandes et le beurre de cacao ;
- Les poissons, notamment l'huile de poisson.

2.3.5. Apprenez à manger sain et équilibré

Lorsqu'on compare ce que nous mangeons aujourd'hui et ce que nos grands-parents mangeaient, on constate une nette modification. Certaines personnes diront que le monde évolue, mais rien ne nous oblige à continuer de consommer ce que les chaines de fast-foods nous imposent. Sans le savoir, nous nous empoisonnons à petit feu.

Tous ceux qui l'on comprit changent déjà de régime alimentaire.

Faites comme ces derniers en choisissant les produits naturels qu'il vous faut, et non plusieurs cartons de produits industriels pour remplir le congélateur.

Voici les comportements que vous devez adopter :

- Faites vos courses le ventre plein. Ainsi, vous éviterez les achats compulsifs ;
- Établissez un programme à suivre au cours de la semaine. Ce qui vous permettra de faire vos courses en connaissance de cause et d'éviter

d'acheter les produits de grignotage. Ce qui est sûr, si vous n'avez rien à grignoter dans votre congélateur, vous éviterez ce comportement ;
- Au supermarché, fréquentez les rayons Bio. Vous y trouverez les légumes, les fruits, les poissons, les viandes et même des laitages non traités ;
- Limitez la consommation des jus de fruits et des boissons gazeuses. Préférez les fruits entiers pour profiter des fibres et du jus à l'état naturel ;
-

Pour avoir une alimentation saine et équilibrée, vous devez inclure les aliments suivants dans votre régime :

- Les légumes (salade, laitues, etc.)
- Les fruits (pomme, banane, orange, ananas, etc.) ;
- Les viandes (viande rouge saine et viande blanche) ;
- Le laitage (du lait cru et non traité) ;
- Les poissons sauvages ;
- Les œufs ;
- Le pain complet,
- Les graines non raffinées (cacahuètes, haricots, petits pois, etc.) ;

- Les tubercules (pomme de terre, patate douce) ;
- Les huiles citées ci-dessus.

2.3.6. Combien de repas faut-il manger par jour ?

En mangeant un repas, nous dépensons les calories, surtout pendant l'absorption et la digestion. Traditionnellement, il est recommandé de manger trois repas. L'intervalle de temps qui sépare les trois repas est trop grand. Après chaque grand repas, votre taux de glycémie sera plus élevé, par conséquent le taux d'insuline sera élevé. Ce qui entrainera une sensation de faim et de fatigue.

Si vous mangez 3 repas par jour, vous aurez donc de difficulté à perdre la graisse. Il est donc préférable de manger 5 à 6 petits repas par jour, soit toutes trois heures. Ce qui vous permettra d'avoir plus d'énergie et de ne pas sentir la faim.

De même, vous ne devez pas sauter de repas, surtout le petit-déjeuner. Si vous passez toute la matinée sans manger, votre organisme fonctionne lentement et vous vous mettez dans une situation inconfortable. Pour avoir de l'énergie, votre corps détruit le tissu musculaire. Ce qui est mauvais pour votre santé.

Au réveil, vous devez manger un repas équilibré

afin d'activer et d'accélérer votre métabolisme. Ainsi, vous n'aurez pas besoin de grignoter avant l'heure du déjeuner.

2.3.7. Importance du calcium provenant des produits laitiers

Les produits laitiers sont incontestablement l'un des meilleurs aliments qui permettent de rester mince. De même, certaines études scientifiques ont prouvé que l'accroissement du taux de calcium alimentaire est lié à la réduction des réserves de graisse.

Pour justifier le fait qu'une forte consommation de calcium permet de mincir, les chercheurs se sont basés sur les habitudes alimentaires de l'ancêtre de l'homme qui se nourrissait des fruits et de la viande.

Il faut donc maintenir un niveau de calcium élevé dans votre alimentation pour accélérer le processus de perte du poids, par ricochet la perte du ventre. Pour y arriver, il suffit de boire régulièrement du lait cru provenant des vaches qui se nourrissent de pâtures. Si vous n'avez pas accès aux fermes, vous pouvez remplacer le lait cru par du yaourt, de la ricotta ou du fromage, sans pour autant en abuser.

Si vous avez une intolérance au lactose, vous devez chercher un autre moyen de maintenir le taux de calcium élevé. Par exemple, vous pourrez manger du yogourt et le fromage frais. Certains supermarchés proposent du lait à faible teneur en lactose.

2.3.8. Les vertus du thé

Le thé est composé de certains éléments qui participent efficacement au processus de perte du poids. Les deux variétés qui ont fait leur preuve sur le plan de la diminution du poids sont : le thé Oolong et le thé vert. En dehors de la caféine, ces thés contiennent des polyphénols et des catéchines. Ces deux substances aident l'organisme à réussir la perte de graisse. Le thé blanc et le thé noir sont rarement cités, mais ils aident également à la perte du poids et du ventre.

Petite astuce : Pour bénéficier des vertus du thé vert, noir, blanc et Oolong, il suffit de mélanger les quatre. Laissez refroidir le mélange dans votre congélateur avant de boire.

Buvez un verre de thé glacé avant les trois premiers petits repas de la journée. Évitez d'en prendre dans la soirée, car la caféine peut vous empêcher de dormir. Si vous associez cette recette à votre régime, vous atteindrez vos objectifs. N'oubliez pas de diminuer la quantité de calories dans la journée.

Évitez d'acheter les produits amincissants qui sont fabriqués à partie d'extraits de thé. Ces produits sont très chers et vous ne bénéficierez pas de tous les bienfaits que procure une préparation de thé chez soi. Évitez aussi les produits miracles qui promettent une perte de poids rapide.

2.4. Ce qu'il faut savoir sur la structure de la sangle abdominale

Il est important de connaitre la structure de la sangle abdominale avant de commencer une série d'exercices.

- Les abdos obliques sont les abdos qui forment un V au niveau des hanches ;

- Les abdos du haut et ceux du bas composent le « 6 pack » appelé communément le grand droit ;

- Les abdos profonds sont encore appelés transverses. Ce sont les abdos qui maintiennent le dos en équilibre et aident à avoir un ventre plat.

3. Un programme complet pour vous aider à avoir des abdos en béton

Dans cette partie du manuel, je vais partager avec vous un programme complet pour vous aider à perdre du ventre et à avoir des abdominaux en bétons.

L'objectif est de vous aider à renforcer vos muscles abdominaux et à perdre votre graisse.

Ce programme peut vous paraitre facile, mais sa pratique peut s'avérer difficile.

Vous devez donc vous armez de détermination et de dévouement pour obtenir des abdos « d'enfer ».

Vous atteindrez votre objectif en contrôlant votre alimentation et en faisant des exercices.

C'est la deuxième condition qui sera détaillée dans cette partie de cet ebook.

3.1. Des exercices pour fabriquer du muscle

3.1.1. Faites des redressements assis (des sit-ups en anglais)

Couchez-vous sur un tapis, déposez vos deux pieds sur le sol et pliez vos genoux. Croisez vos mains sur votre poitrine et demandez à une autre personne de maintenir vos pieds au sol ou essayez de les coincer sous un objet lourd afin de ne pas les bouger pendant les va-et-vient. Relevez votre corps à mi-chemin et redescendez vers la position initiale, sans que votre dos ne touche le sol. Répétez l'exercice plusieurs fois.

Au début, c'est difficile, mais avec le temps vous parviendrez à faire plus d'une cinquantaine en quelques minutes. Vous pourrez également ajouter d'autres variantes des sit-ups pour augmenter son effet. Par exemple, vous pouvez faire des sit-ups sur un banc incliné ou avec des poids sur votre poitrine. Avec le temps, vous pouvez porter des poids de plus en plus lourds.

3.1.2. Faites des crunches

Couchez-vous sur votre tapis ou au sol, pliez vos genoux puis mettez vos bras devant votre poitrine ou touchez les tempes avec vos mains, sans qu'ils ne touchent votre nuque. Soulevez votre torse vers vos genoux grâce aux muscles abdominaux. Pendant ce mouvement, expirez par la bouche puis terminez par une profonde expiration.

Faites une pause, contractez vos abdos et respirez le dernier souffle d'air qui reste dans votre diaphragme. Ramenez lentement le bas de votre dos vers le sol, tout en inspirant. Évitez de toucher le sol avec votre tête et de soulever votre dos du sol, car vous pouvez ressentir des maux de dos.

3.1.3. Entrainez tout votre corps

Pour atteindre votre objectif, vous devez comprendre le rôle des abdominaux. De leur nom complet « restus abdominis », les abdominaux n'ont pas seulement un rôle esthétique, mais ils permettent aux muscles du dos de maintenir une bonne posture et de stabiliser la colonne vertébrale.

Les meilleurs exercices d'abdos sont ceux qui forcent votre organisme à soutenir votre colonne vertébrale. Parmi ces exercices on peut citer les deadlifts (les soulevés de terre) et les squats (les flexions sur jambes en français). Ces exercices entrainent toutes les parties de votre corps à faire des mouvements bien coordonnés. De même, ils font travailler les muscles fessiers, notamment les quadriceps et le muscle moyen glutéal.

3.1.4. Réalisez des relevés de jambes

Couchez-vous sur le sol et gardez vos mains sur les côtés et les jambes droites. Soulevez vos jambes vers le haut jusqu'à ce qu'elles atteignent un angle de 90 °. Rabaissez alternativement vos jambes, sans qu'elles ne touchent le sol.

Rendez cet exercice plus intéressant en utilisant l'un des matériels les plus utilisés dans les gymnases. Vous pouvez utiliser le matériel qui permet de s'élever comme un objet et de balancer les jambes.

Voici les mouvements que vous pouvez réaliser à partir de cette variante :

- Suspendez-vous avec vos mains et élevez vos genoux vers votre poitrine. Essayez d'atteindre la position horizontale avec vos jambes. Ce mouvement est un peu difficile, mais si vous y parvenez, vous aurez un bas ventre bien raffermi.

- Si vous pouvez, passez à une vitesse intermédiaire en gardant vos jambes droites, tendues et à la position horizontale. Ce mouvement permet de raffermir la partie inférieure de votre abdomen ;

- Si vous aimez les défis, passez à l'étape la plus difficile, en essayant de lever vos jambes avec une balle de gymnastique serrée entre elles.

3.1.5. Faites des jackknife (des levés de jambe)

Couchez-vous sur le dos et placez vos mains sur les côtés pour être en équilibre. Relevez votre torse et vos genoux afin que votre visage et vos genoux se rencontrent au niveau d'une ligne imaginaire qui s'étend de votre bassin vers le plafond. Dans votre mouvement, vous devriez être capable de toucher vos genoux avec votre bouche, tout en gardant vos jambes bien pliées. Ensuite, revenez à la position de départ et recommencez le mouvement.

Faites très attention, car pendant l'élan vous ne devez pas tomber. Si vous êtes déséquilibré, essayez de déposer vos pieds et vos mains lentement au sol. Pour intensifier l'exercice, vous pouvez placer un poids entre vos pieds avant d'essayer de relever votre torse et vos genoux.

3.1.6. Faites des butt-ups

Adoptez la position des pompes, mais en posant les avant-bras et les coudes au sol. Ensuite, déplacez vos fessiers vers le haut. Lorsque vous parvenez à adopter la position idéale, votre corps ressemblera à une montagne, avec pour sommet vos fessiers. Essayez de ramener lentement vos fessiers vers le bas, tout en faisant très attention pour ne pas fléchir votre dos.

Cet exercice est simple à réaliser. Pour bénéficier de ses bienfaits sur votre ventre, vous devez le répéter autant de fois que possible.

3.1.7. Réalisez des cales statiques

Adoptez la position des pompes, mais en déposant vos coudes au sol et votre corps bien plat. Maintenez votre position aussi longtemps que possible. Si vous êtes au stade de débutant, vous devriez maintenir votre position au moins pendant 45 secondes, mais si vous êtes un sportif expérimenté, vous devez maintenir votre position pendant au moins 5 minutes.

Il est également possible de réaliser un maintien statique latéral. Pour y arriver, essayez de vous positionner sur un côté, tout en posant un seul bras au sol et le second bras pointé vers le ciel. Dans cette position, vous devez poser la jambe qui ne supporte pas le poids sur l'autre jambe, puis maintenez cette position aussi longtemps que possible.

Cet exercice permet de maintenir le corps en équilibre. C'est d'ailleurs l'objectif des abdos.

3.1.8. Travaillez vos muscles obliques

Les muscles obliques sont les muscles qui se trouvent à chaque côté de votre estomac. Pour travailler ces muscles, vous pouvez adopter plusieurs techniques. L'objectif est d'essayer de tordre votre torse grâce à certaines contre résistance.

Étant donné que vous êtes un débutant, il est normal que vos muscles obliques soient moins renforcés que vos abdos. Pour y remédier, vous devez bien les travailler, tout en commençant par des mouvements lents.
Il existe des appareils spécialement conçus pour ce genre de mouvement. Vous pouvez les trouver dans la salle de gymnastiques que vous fréquentez.
L'idéal serait de réaliser ce mouvement pendant que vous effectuez des sit-ups. Ainsi, vous pourrez faire des torsions de côté, tout en gardant la balle suisse dans la main.

Par exemple, les exercices d'abdos bicyclette peuvent vous permettre de former vos muscles obliques. Pour les réaliser, il suffit de soulever vos pieds du sol et de faire des abdos en alternance,

tout en gardant les jambes en l'air. Ensuite,
ramenez votre genou droit vers votre épaule gauche
et votre genou gauche vers votre épaule droite.

3.1.9. Exercez-vous avec un ab-roller

Positionnez vous sur votre ab-roller en mettant vos genoux sur le sol. Essayez de pousser l'appareil loin de votre corps en tendant vos bras. Essayez d'aller aussi loin que possible sans toucher le sol avec votre torse. À cette position, vos bras doivent être bien tendus.

Si vous ne disposez par d'ab-roller, utilisez une barre olympique. Chargez cette barre avec 2 à 5 kilos à chaque côté. Adoptez la position des pompes, sans poser vos mains au sol, mais en les plaçant sur la barre. Essayez de soulever vos hanches et de ramener vos haltères vers vos jambes. Dans ce mouvement, vos jambes doivent être perpendiculaires au sol et vos fessiers doivent être bien en arrière. Ensuite, redescendez lentement et reprenez le mouvement.

3.1.10. Réalisez des tractions suspendues à une barre horizontale

Comme son nom l'indique, cet exercice permet de faire des tractions tout en se suspendant à une barre horizontale. Essayez de réaliser cinq tractions, tout en mettant vos paumes face à vous et cinq tractions avec les paumes dans le sens contraire.

Ainsi, vous parviendrez à développer en même temps vos pectoraux et vos biceps.

3.1.11. Autres façons de faire des abdos

Il existe d'autres façons de faire des torsions, flexions et abdos. Voici quelques-unes :

- Servez-vous d'une balle suisse pour faire des flexions assises. Profitez de l'instabilité de cette balle pour améliorer votre équilibre. Vous pouvez également effectuer plusieurs exercices de base grâce à cette balle. Par exemple, vous pouvez essayer de vous pencher en avant à partir de vos hanches.

- Ajoutez progressivement des mouvements complexes à vos séances d'entrainement. Ainsi, votre constitution corporelle sera stimulée. Par exemple, vous pourrez adopter la position de pompe sur vos deux haltères. Au lieu de faire des push-up, essayez de ramer en alternance avec vos haltères. Ne brusquez pas les mouvements. Essayez d'être créatif et de tout faire à votre rythme.

3.2. Les différentes techniques pour bruler la graisse

3.2.1. Ce qu'il faut savoir sur la perte du poids

Pour bruler efficacement la graisse, vous devez maitriser la notion de calorie. Il permet de mesurer la valeur énergétique d'un aliment. Par exemple, si vous consommez un aliment qui a 500 calories, vous devez bruler presque le double pour espérer perdre du poids. À première vue, cela peut paraitre simple, mais la pratique est un peu difficile.

Savez-vous qu'une vigoureuse heure d'exercices permet de bruler entre 800 et 1000 calories ? Si vous brulez en moyenne 800 calories par jour, en plus de ce que vous mangez, vous avez de fortes chances de perdre un demi-kilo de graisse par semaine. Ce progrès se fera ressentir au niveau des abdos aussi.

Généralement, les exercices qui permettent de perdre du poids ne ciblent pas une région particulière du corps. Jusqu'aujourd'hui, il n'existe pas encore de techniques permettant de perdre la graisse dans une région particulière du corps. Puisque la graisse est située à plusieurs endroits dans l'organisme, les exercices consisteront à bruler l'entièreté de cette graisse, et non le ventre seulement.

3.2.2. Faites des exercices de cardio

Avant toute chose, il est important de se rappeler qu'il n'existe pas de techniques pour cibler la perte de graisse dans une partie du corps. Pour avoir des abdos en bétons, vous avez juste besoin de perdre une grande partie de la graisse superflue que vous avez au niveau des muscles abdominaux et d'utiliser la graisse restante.

Grâce aux séances d'entrainement cardio, votre rythme cardiaque sera élevé pendant un moment et vous transpirerez. Par exemple, vous pourrez faire le jogging, le vélo, la course, l'aviron ou la danse.

Chaque fois, essayez de faire des entrainements brefs et intenses, c'est-à-dire faire de courtes répétitions intenses et de longues périodes d'activité plus réduite. Des études ont même prouvé que les exercices par intervalle permettent de bruler plus facilement les graisses que les exercices réalisés avec la même intensité sur une longue période.

Pour arriver à cette conclusion, les chercheurs ont comparé la durée d'entrainement de deux personnes qui désirent perdre du poids. Le premier individu pratique deux fois du vélo pendant 20 minutes/jour et le second pratique du vélo une fois par jour, à la même vitesse, mais pendant 40 minutes. Après 4 mois d'entrainement, le premier sujet a perdu 2 kilos de plus que le second.

Conclusion : Mieux vaut pratiquer plusieurs exercices de courte durée que de pratiquer un seul exercice de longue durée. Par exemple, vous pouvez faire 30 minutes de vélo ou de course, 3 fois par semaine, avec un jour de repos entre chaque séance.

3.2.3. Mangez de petits repas

Ce programme fait aussi appel à la première règle à respecter pour avoir des abdos en bétons : manger sain et équilibré. Dans la première partie de ce manuel, j'ai parlé de l'importance des petits repas. Pour la pédagogie, je dois le rappeler ici.

En effet, les grands repas nuisent au processus de perte de graisse, car la majorité des gens ne sont pas actifs après le repas. Donc, le fait de ne pas bouger après un repas ne favorise pas la perte de graisse, par conséquent la perte du ventre. Il est plus judicieux de prendre 5 à 6 repas par jour que d'en consommer 3 en grande quantité. Cela vous permettra de stocker moins de graisse et de bien digérer tout ce que vous consommez.

Ne commettez pas l'erreur de sauter le petit déjeuner, parce que vous suivez un régime. Un petit déjeuner sain vous permettra d'être productif dans la matinée et de résister aux grignotages avant l'heure du déjeuner. Au lieu de prendre un bout de pain, du croissant ou du fromage à la crème, préférez l'un des menus suivants :

- Des graines de lin, des bananes et du yaourt avec des myrtilles ;

- Du pain complet avec du saumon ;
- Une omelette avec des poivrons, de la dinde et des épinards.

Évitez également de manger quelques minutes avant d'aller au lit. Il est préférable de manger copieusement dans la journée et de se contenter d'un repas léger le soir.

3.2.4. Faites de la musculation

Contrairement à ce que pensent les femmes, la musculation n'est pas seulement réservée aux hommes. Tout le monde peut soulever quelques kilos pour muscler son corps. Plus vous êtes musclé, plus vous brulez de la graisse, même au repos. Vous devez non seulement faire des exercices cardiovasculaires, c'est-à-dire le jogging, la natation, la marche ou le footing, mais également de la musculation, sinon vous risquez de perdre toute la masse musculaire, y compris celle dont vous aurez besoin pour développer vos abdos.

Tout est affaire d'organisation. Il suffit de vous rendre au gymnase au moins 3 fois par semaine, avec 1 jour de repos entre les séances. Ainsi, votre coach pourra vous aider en vous prodiguant des conseils très utiles.

3.2.5. Buvez beaucoup d'eau par jour

Les diététiciens conseillent une moyenne de deux litres d'eau par jour pour les adultes. Cette quantité est raisonnable, mais il existe une technique pour savoir avec précision la quantité d'eau que vous pourrez boire. Il suffit de diviser votre poids par 33. Par exemple, si vous avez 70 kg, vous pouvez boire environ 2,12 litres d'eau par jour. Cette quantité parait importante, mais votre organisme stocke l'eau de différentes façons. Les aliments que vous consommez, les fruits, le thé, le café, les jus de fruits… constituent déjà près de la moitié de la quantité d'eau exigée. L'autre moitié sera compensée par l'eau plate.

Si l'eau plate habituelle vous fatigue, optez pour l'eau aromatisée. Selon vos préférences, vous pouvez acheter une eau comportant l'arome menthe, fraise, vanille ou ananas. Si vous faites régulièrement des activités sportives très intensives, pensez à compléter l'eau plate avec des fruits riches en potassium, notamment les pommes et les bananes.

3.2.6. Dormez suffisamment

Les médecins lient de plus en plus la qualité et la durée du sommeil à la perte du poids. Ils affirment que moins vous dormez, plus vous mangez pour compenser la fatigue. Pour prouver que les personnes qui dorment plus la nuit perdent plus de graisse que ceux qui dorment moins, certaines scientifiques ont mené une étude sur deux personnes. Le sujet A dort 8,5 heures la nuit et le sujet B dort seulement 5,5 heures la nuit. Au bout de quelques jours, l'étude a prouvé que le sujet A réussi à perdre plus de graisse que le sujet B.

Si la qualité et la durée de votre sommeil sont des facteurs importants pour la perte de la graisse, vous devez mettre un accent particulier sur le repos la nuit. C'est d'ailleurs la meilleure façon d'évacuer le stress et de bien commencer une nouvelle journée. Pour avoir un bon sommeil la nuit, mangez tôt et évitez de passer de longues heures devant la télévision ou l'ordinateur.

3.3. Les exercices à faire chez soi pour avoir des abdominaux en bétons

Je vous propose une série d'exercices très efficace. J'ai personnellement testé ces 6 exercices et j'avoue qu'ils m'ont aidé à atteindre mon objectif.

Il ne s'agit pas d'une solution magique, mais des exercices que vous pouvez pratiquer chez vous pour que vos efforts sur le plan de l'alimentation soient récompensés.

3.3.1. Les mouvements d'abdominaux inférieurs

L'objectif est de faire partir le mouvement du bassin vers la partie supérieure du corps.

Il suffit donc de réaliser l'une des deux séries d'exercices suivantes :

les relevés de jambes et les exercices d'abdos obliques.

Ces exercices ont été décrits plus haut.

3.3.2. Faites des mouvements de rotation vers le haut

Pour réussir les mouvements de rotation vers le haut, vous devez vous suspendre à une potence avec vos bras.

Maintenez le haut de votre corps fixe et tournez la partie inférieure de votre corps, en faisant comme les essuie-glaces.

Si vous parvenez à faire ce mouvement, tout en gardant les jambes pliées, vous aurez plus de facilité à cibler les abdos.

C'est aussi une occasion de travailler les obliques.

3.3.3. Faites travailler vos abdominaux intermédiaires

Pour faire travailler les abdominaux intermédiaires, il suffit de faire mêmes exercices d'échauffement que ce que vous faisiez au lycée pendant les séances d'éducation physique et sportive.

Il s'agit des exercices qui permettent de déplacer simultanément le haut du corps vers le bas du corps, tout en restant en équilibre sur les fesses.

Ces exercices peuvent être renforcés par un ballon suisse.

3.3.4. Réalisez les exercices de rotation de haut en bas

Asseyez-vous, tendez vos jambes et soulevez-les légèrement, c'est-à-dire à environ 15 cm du sol.

Faites des rotations de haut en bas avec vos jambes, tout en restant équilibré sur vos fesses.

N'oubliez pas de garder la partie inférieure de votre corps fixe.

Faites exactement le nombre de rotations que votre corps peut tolérer, sinon vous risquez de ressentir une petite douleur au niveau de votre bas ventre.

3.3.5. Enchainez avec les mouvements d'abdos supérieurs

Couchez-vous sur le dos, pliez vos jambes et gardez vos pieds contre le sol.

Mettez vos mains au niveau de vos tempes.

Soulevez la partie inférieure de votre corps et essayez de toucher vos genoux avec votre front.

Faites plusieurs fois (20 fois au moins) cet exercice puis redressez-vous pour souffler avant de reprendre une autre série.

La direction du mouvement influe beaucoup sur les effets de l'exercice.

Donc, si vous essayez de vous incliner légèrement vers la gauche ou la droite, vous augmentez les effets.

3.3.6. Les exercices pour développer les obliques

Pour avoir des abdos en forme de trapèze, vous devez développer vos obliques.

En faisant travailler vos obliques, vous développez les muscles abdominaux qui contribuent à donner l'illusion d'une taille plus fine.

Pour travailler les obliques, il suffit de s'allonger sur le côté gauche, de serrer les jambes et de les décoller légèrement du sol.

Tendez votre main gauche sur le sol et mettez votre main derrière votre nuque. Faites des mouvements de va-et-vient en soulevant la partie supérieure de votre corps vers vos genoux.

 Après une vingtaine de mouvements, changez de côté.

Notons que pour réussir cet exercice, vous devez être bien équilibré.

4. Quelques conseils pratiques

- Remettez de l'ordre dans votre alimentation. Cette condition me tient trop à cœur, car si vous ne diminuez pas la quantité de calories que vous consommez, vous allez faire des exercices, mais vous n'allez pas avoir des abdos en bétons. Ne tentez pas de changer brusquement votre ancien mode de vie, car cela peut se retourner contre vous. Faites ce que vous pouvez. Si la mise en œuvre d'un nouveau mode alimentaire vous semble difficile, commencez par boire une tasse de thé ou de café ou encore un grand verre d'eau les matins. C'est une façon de vous rappeler du nouveau comportement que vous avez décidé d'adopter. Essayez cette astuce, vous verrez que ça marche vraiment.

- Dès que vous arrivez au gymnase, échauffez-vous avant de commencer les exercices proprement dits. Si vous ne vous échauffez pas, vous risquez de vous blesser.

- Commencez doucement les exercices, à votre rythme. Dès que vous sentez que le rythme peut augmenter légèrement, n'hésitez pas à vous y mettre. Plus vous ferez d'effort, plus vous vous rapprocherez de votre objectif ;

- Je vous recommande d'essayer la natation, car c'est l'un des meilleurs sports qui permettent d'exercer des mouvements sur tout le corps, surtout les abdominaux.

- Acheter un tapis moelleux et un ballon suisse ou un ballon en cuir pour varier un peu les exercices.

- Parmi les nombreuses méthodes proposées, vous devriez trouver la technique qui vous convient réellement. Ça ne sert à rien de faire comme les autres alors que votre corps ne supporte pas les exercices. Dans certains cas, n'hésitez pas à modifier légèrement les exercices afin d'apprendre à les maitriser progressivement.

- Buvez modérément les boissons gazeuses. Évitez les boissons alcoolisées, car elles ralentissent votre métabolisme. Si vous ne pouvez pas arrêter, buvez avec modération et faites des exercices physiques le lendemain pour éliminer les éventuels excès.

- Ne soyez pas étonné de voir un pack de 3, 4 ou 5 au lieu de 6 packs. Le résultat obtenu après les exercices dépend de la génétique et du niveau de graisse corporelle de chaque personne. Si malgré vos efforts, vous parvenez à avoir 4 packs, ne vous inquiétez pas.

- Créez un journal photo de votre corps. Pour sentir une amélioration, vous devez vous limiter à une photo par mois. Ne vous attardez pas trop sur les photos, sinon vous risquez d'être démotivé, si vous ne voyez pas d'amélioration. Tout devrait bien se passer si vous êtes cohérent dans votre régime alimentaire et vos exercices.

- Dormez suffisamment la nuit, au moins pendant 8 heures (adultes) et 9 à 10 heures (adolescents et enfants). Le sommeil est réparateur, dit-on. Pendant les exercices de cardio et de musculation, vos muscles seront très sollicités. Un bon sommeil et une alimentation équilibrée sont les deux médicaments naturels qui peuvent vous aider à réparer tout. Évitez au maximum de prendre les somnifères pour mieux dormir. Laissez votre tête vous conduire dans un sommeil profond et réparateur.

- Hydratez-vous en buvant beaucoup d'eau, une moyenne de deux litres par jour ;

- Ne sautez pas de repas, car cela vous rendra malade ;

- Tenez-vous droit pour permettre à vos muscles abdominaux de prendre une bonne forme. Que vous soyez debout ou assis, essayez d'avoir une posture correcte.

- Pour plus d'organisation, pensez à tenir un journal des exercices que vous effectuez. Ainsi, vous noterez tout ce que vous avez fait atteindre votre objectif. C'est d'ailleurs ce que je fais régulièrement. Ce qui me permet aujourd'hui de donner librement mon avis sur les exercices.

- Il n'y a pas de pilules magiques qui permettent de perdre du poids et d'avoir des abdominaux en bétons. Seule l'application des techniques que vous avez détaillées ici vous permettra d'atteindre vos objectifs.

5. Conclusion

Vouloir des abdos en bétons c'est être prêt à changer de comportement alimentaire et à pratiquer régulièrement des exercices physiques et sportifs. Vous n'avez pas besoin de payer un « coffret d'exercices-chocs pour avoir des abdos en bétons » à des centaines d'euros. Tout ce qu'il faut pour y arriver est à votre portée. Il suffit d'avoir les bonnes informations pour savoir la technique qui correspond à votre morphologie et à vos besoins.

Dans cet ebook, je me suis attardé sur le fait d'adopter une alimentation saine et équilibrée pour réussir son objectif. Cette condition est aussi valable pour ceux qui désirent perdre du poids ou du ventre.

Il s'agit donc d'un aspect très important que vous ne devez pas négliger.

J'ai également mis un accent particulier sur la préparation mentale que vous devez faire avant de commencer le processus. Vous devez être motivé à 100 % pour ne pas abandonner le programme que vous suivez.

En ce qui concerne les exercices, ils doivent se

suivre dans l'ordre indiqué dans la 2e partie du manuel : les exercices pour fabriquer du muscle, les exercices pour bruler la graisse et les exercices pour avoir des abdominaux en bétons. De même, vous devez associer les exercices de cardio aux exercices de musculation.

Si vous commencez par pratiquer les différents exercices, n'oubliez pas de jeter de temps en temps un coup d'œil à la 3e partie de ce document pour éviter de commettre des erreurs qui pourraient vous couter plusieurs semaines d'effort.

Vivement que tout ce que vous avez lu ici soit vraiment utile pour vous !

Avez-vous aimé ce livre ?

Si c'est le cas , permettez moi d'aider d'autres personnes à retrouver un ventre plat et des abdos en béton en me laissant un commentaire. Rien n'est plus parlant pour de potentiel futur lecteur qu'un commentaire favorable en vous rendant sur la page amazon de ce livre .

si vous n'avez pas aimé le livre , sentez vous libre de m'envoyer un email a davecarrau@msn.com

Faites moi savoir comment je peux ameliorer ce livre . Je ne suis pas parfait mais je vous promet de faire mon maximum .

www.ingramcontent.com/pod-product-compliance
Lightning Source LLC
Chambersburg PA
CBHW070313290526
45791CB00003B/1114